疾控科普

# 新型冠状病毒肺炎
# 公众防护指南

## 第2版

国家卫生健康委员会疾病预防控制局 | 组织编写

中国疾病预防控制中心 | 编著

U0288072

人民卫生出版社

图书在版编目（CIP）数据

新型冠状病毒肺炎公众防护指南/中国疾病预防控制中心编著. —2版. —北京：人民卫生出版社，2020.2

ISBN 978-7-117-29816-2

Ⅰ.①新… Ⅱ.①中… Ⅲ.①日冕形病毒-病毒病-肺炎-预防（卫生）-指南 Ⅳ.①R563.101-62

中国版本图书馆 CIP 数据核字（2020）第 028494 号

| 人卫智网 | www.ipmph.com | 医学教育、学术、考试、健康，购书智慧智能综合服务平台 |
| 人卫官网 | www.pmph.com | 人卫官方资讯发布平台 |

**新型冠状病毒肺炎公众防护指南**
第 2 版

编　　著：中国疾病预防控制中心
出版发行：人民卫生出版社（中继线 010-59780011）
地　　址：北京市朝阳区潘家园南里 19 号
邮　　编：100021
E – mail：pmph @ pmph.com
购书热线：010-59787592　010-59787584　010-65264830
印　　刷：三河市潮河印业有限公司
经　　销：新华书店
开　　本：889×1194　1/32　印张：2
字　　数：32 千字
版　　次：2020 年 1 月第 1 版　2020 年 2 月第 2 版
　　　　　2021 年 1 月第 2 版第 6 次印刷（总第 6 次印刷）
标准书号：ISBN 978-7-117-29816-2
定　　价：8.00 元

打击盗版举报电话：010-59787491　E-mail：WQ @ pmph.com
质量问题联系电话：010-59787234　E-mail：zhiliang @pmph.com

# 《新型冠状病毒肺炎公众防护指南(第2版)》编写委员会

主　编　李新华　高　福

副主编　冯子健　刘剑君

编写人员：

李中杰　崔　颖　王子军　冯录召

秦　颖　孙成玺　牟　笛　张　剑

孙军玲　王　蕾　张　荔　夏宏伟

杨　剑　贺　彬　苏潇歌　张慕丽

程　颖　郑建东　吴　媛　李培龙

郭浩岩

# 前　言

新型冠状病毒肺炎疫情发生以来，习近平总书记非常关心疫情进展、防控和患者救治情况，多次作出重要指示。国家卫生健康委员会与联防联控工作机制各成员单位，在党中央、国务院的坚强领导下，认真贯彻习近平总书记重要指示精神和党中央、国务院决策部署，迅速行动，协调联动，全面落实各项防控措施。

新型冠状病毒肺炎已被纳入《中华人民共和国传染病防治法》规定的乙类传染病，并采取甲类传染病的预防、控制措施，同时纳入《中华人民共和国国境卫生检疫法》规定的检疫传染病管理。为防止新型冠状病毒肺炎疫情继续传播和扩散，保障人民群众的健康，在国家卫生健康委员会疾病预防控制局指导下，中国疾病预防控制中心、人民卫生出版社于 1 月 30 日联合推出《新型冠状病毒感染的肺炎公众防护指南》融媒体图书、电子书、网络版读物等进行广泛公益传播，融媒体图书紧急送往武汉抗击疫情第一线。由于对新型冠状病毒肺炎的认识不断地发展、变化，2 月 21 日，我们启动了对本书的修订工作，本版书中涉及具体标准内容以 2020 年 2 月 18 日由国家卫生健康委员会办公厅、国家中医药管理局办公室联合印发的《新型冠状病毒肺炎诊疗方案（试行第六版）》及 2020 年 2 月 21 日由国家卫生健康委员会办公厅印发的《新型冠状病毒肺炎防控方案（第五版）》为依据，随着对疾病研究的深入和疫情形势的变化，相关信息和措施可能会进一步更新，请大家及时关注权威机构发布的相关信息。

全书以有效防止疫情扩散蔓延为中心，以问答的形式，引领大众认识新型冠状病毒、新型冠状病毒肺炎，旨在对公众宣传有关新型冠状病毒肺炎正确的、权威的、专业的防护知识，避免公众产生恐慌心理，做到正确认识、做好防护、维护健康。

全面动员，全面部署，全面加强工作，把人民群众生命安全和身体健康放在第一位，把疫情防控工作作为当前最重要的工作来抓，党中央已经发出了全面抗击疫情的总动员令。生命重于泰山，疫情就是命令，防控就是责任！我们相信，在以习近平同志为核心的党中央坚强领导下，只要我们坚定信心、同舟共济、科学防治、精准施策，每一个人充分发挥健康责任人的职责，群防群治，就一定能打赢这一场疫情防控的人民战争！

本书编写委员会

2020 年 2 月 25 日

# 目　录

## 一、冠状病毒与新型冠状病毒

1. 什么是冠状病毒 ················· 1

2. 动物冠状病毒有哪些 ············· 2

3. 人冠状病毒对什么敏感 ··········· 3

4. 冠状病毒的流行病学研究 ········· 4

5. 什么是新型冠状病毒 ············· 5

6. 新型冠状病毒的特点有哪些 ······· 6

7. 可感染人的冠状病毒有哪些 ······· 7

8. 新型冠状病毒会人传人吗 ········· 8

## 二、新型冠状病毒肺炎

9. 新型冠状病毒肺炎的传播途径 ······· 9

10. 感染冠状病毒的症状有哪些 ········ 9

11. 感染新型冠状病毒的症状有哪些 ····· 10

12. 新型冠状病毒肺炎症状与流感症状

　　有何区别 ···················· 11

13. 哪些人是疑似病例 ·············· 12

14. 如何确诊新型冠状病毒肺炎 ······· 14

15. 判定密切接触者的标准是什么 ………… 15

16. 为什么要对密切接触者进行医学观察

    14 天 ………………………………………… 17

17. 出现哪些症状需要就医 ………………… 18

18. 怀疑自己感染了新型冠状病毒怎么办 ……… 19

19. 怀疑身边人感染了新型冠状病毒怎么办 ……… 20

20. 新型冠状病毒肺炎可以治愈吗 ……… 20

21. 目前针对新型冠状病毒肺炎有无特效

    药物和疫苗 ……………………………… 21

22. 当前，新型冠状病毒肺炎解除隔离和

    出院标准是什么 ……………………… 21

## 三、防治结合，科学防护

23. 如何选择口罩 ………………………… 22

24. 如何正确佩戴医用外科口罩 ………… 28

25. 如何正确洗手 ………………………… 29

26. 公众如何做好个人预防 ……………… 31

27. 有疾病流行地区居住旅行史的人员应该

    怎么做 ……………………………………… 34

28. 家庭日常如何做好预防 ……………… 35

29. 家庭成员出现可疑症状时怎么做 …… 37

30. 公共场所如何做好预防 ························ 38

31. 公共交通工具如何做好预防 ··················· 39

32. 因其他疾病就医时如何做好防护 ············· 40

33. 什么情况下可以居家医学观察 ············· 42

34. 病例密切接触者如何做好居家医学观察 ···· 43

35. 老人、儿童等特殊人群如何做好防护 ······· 47

36. 普通家庭如何做好居家消毒 ··············· 47

37. 家中出现新型冠状病毒感染的患者时，

　　该采取何种消毒措施 ···················· 48

38. 如何增强免疫力做好其他防护 ············· 49

## 四、消除恐慌，理性应对

39. 板蓝根和熏醋可以预防新型冠状病毒

　　肺炎吗 ································· 50

40. 抗生素是否能治疗新型冠状病毒肺炎 ········ 50

41. 戴多层口罩才能防住病毒吗 ··············· 50

42. 使用后的口罩如何处理 ·················· 51

43. 饮食方面应该注意什么 ·················· 52

44. 治疗费用如何承担 ····················· 53

45. 公众如何科学应对疫情带来的心理恐慌 ······ 54

# 一、冠状病毒与新型冠状病毒

## ① 什么是冠状病毒

冠状病毒属于套式病毒目、冠状病毒科、冠状病毒属，是一类具有包膜、基因组为线性单股正链的RNA病毒，是自然界广泛存在的一大类病毒。病毒基因组5′端具有甲基化的帽状结构，3′端具有poly（A）尾，基因组全长27~32kb，是目前已知RNA病毒中基因组最大的病毒。

冠状病毒仅感染脊椎动物，与人和动物的多种疾病有关，可引起人和动物呼吸系统、消化系统和神经系统疾病。

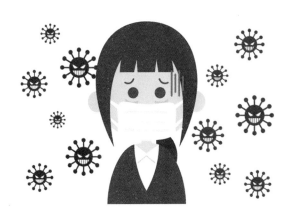

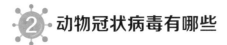

## ② 动物冠状病毒有哪些

动物冠状病毒包括哺乳动物冠状病毒和禽冠状病毒。

哺乳动物冠状病毒主要为 α、β 属冠状病毒，可感染蝙蝠、猪、犬、猫、鼠、牛、马等多种哺乳动物。

禽冠状病毒主要来源于 γ、δ 属冠状病毒，可感染鸡、麻雀、鸭、鹅、鸽子等多种禽鸟类。

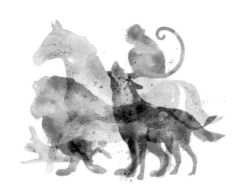

# ③ 人冠状病毒对什么敏感

人冠状病毒对热较为敏感，病毒在 4℃ 合适维持液中为中等稳定，–60℃ 可保存数年，但随着温度的升高，病毒的抵抗力下降，如 HCoV-229E 于 56℃ 10 分钟或者 37℃ 数小时即可丧失感染性。

人冠状病毒不耐酸、不耐碱，病毒复制的最适宜 pH 为 7.2。

人冠状病毒对有机溶剂如乙醚和氯仿等敏感。75%乙醇、含氯消毒剂、过氧乙酸、过氧化氢和二氧化氯等消毒剂均可杀灭病毒。

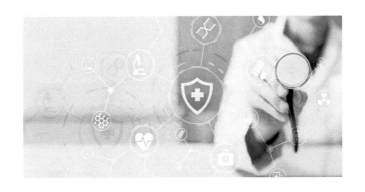

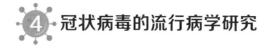

# 4 冠状病毒的流行病学研究

在全球，10%～30% 的上呼吸道感染由 HCoV-229E、HCoV-OC43、HCoV-NL63 和 HCoV-HKU1 四类冠状病毒引起，在造成普通感冒的病因中占第二位，仅次于鼻病毒。感染呈现季节性流行，每年春季和冬季为疾病高发期。潜伏期为 2～5 天，人群普遍易感。主要通过人与人接触传播。

严重急性呼吸综合征（severe acute respiratory syndrome，SARS）由人感染 SARS-CoV 引起，潜伏期通常限于 2 周之内，一般约 2～10 天。人群普遍易感。SARS 患者为最主要的传染源，症状明显的患者传染性较强，潜伏期或治愈的患者不具备传染性。自 2005 年以来，全球未报告过 SARS 人间病例。

中东呼吸综合征（Middle East respiratory syndrome，MERS）是一种由 MERS-CoV 引起的病毒性呼吸道疾病，潜伏期为 2～14 天，人群普遍易感。单峰骆驼是 MERS-CoV 的主要储存宿主，且为人间病例的主要传染源，人与人之间传播能力有限。

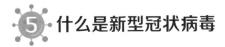

## 5 什么是新型冠状病毒

冠状病毒是一大类病毒，已知会引起疾病，患者表现为从普通感冒到重症肺部感染等不同临床症状，例如中东呼吸综合征（MERS）和严重急性呼吸综合征（SARS）。此次武汉发现的新型冠状病毒 2019-nCoV 是一种以前尚未在人类中发现的新型冠状病毒。

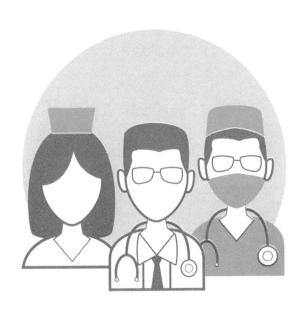

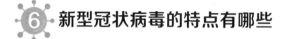

## ⑥ 新型冠状病毒的特点有哪些

新型冠状病毒属于 β 属的冠状病毒，有包膜，颗粒呈圆形或椭圆形，常为多形性，直径 60～140nm。其基因特征与 SARSr-CoV 和 MERSr-CoV 有明显区别。目前研究显示与蝙蝠 SARS 样冠状病毒（bat-SL-CoV-ZC45）同源性达 85% 以上。体外分离培养时，2019-nCoV 96 个小时左右即可在人呼吸道上皮细胞内发现，而在 Vero E6 和 Huh-7 细胞系中分离培养需约 6 天。

对冠状病毒理化特性的认识多来自对 SARSr-CoV 和 MERSr-CoV 的研究。病毒对紫外线和热敏感，56℃ 30 分钟，75% 乙醇、含氯消毒剂、过氧乙酸和过氧化氢等消毒剂均可有效杀灭病毒。

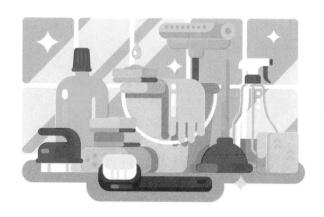

**7 可感染人的冠状病毒有哪些**

迄今为止，除本次在武汉引起病毒性肺炎暴发疫情的新型冠状病毒（2019-nCoV）外，共发现6种可感染人类的冠状病毒（HCoV-229E、HCoV-OC43、SARS-CoV、HCoV-NL63、HCoV-HKU1和MERS-CoV）。

HCoV-229E和HCoV-NL63属于α属冠状病毒，HCoV-OC43、SARS-CoV、HCoV-HKU1和MERS-CoV均为β属冠状病毒，其中，HCoV-OC43和HCoV-HKU1属于A亚群，SARS-CoV属于B亚群，MERS-CoV属于C亚群。

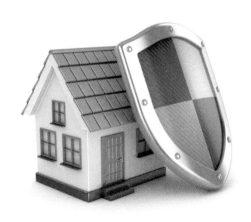

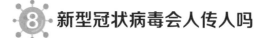

## 8 新型冠状病毒会人传人吗

会。经呼吸道飞沫传播和接触传播是主要的传播途径。在相对封闭的环境中长时间暴露于高浓度气溶胶情况下存在经气溶胶传播的可能，其他传播途径尚待明确。人群普遍易感。

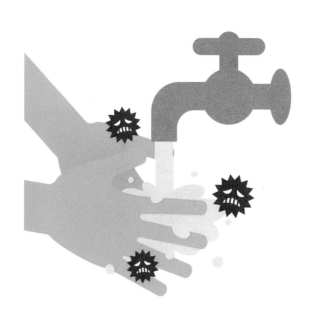

# 二、新型冠状病毒肺炎

 **新型冠状病毒肺炎的传播途径**

| 传播途径 | 呼吸道飞沫传播 | 患者喷嚏、咳嗽、说话的飞沫，呼出气体近距离接触直接吸入，可以导致感染 |
| | 接触传播 | 飞沫沉积在物品表面，接触污染手后，再接触口腔、鼻腔、眼睛等黏膜，导致感染 |
| | 气溶胶传播(可能) | 在相对封闭的环境中长时间暴露于高浓度气溶胶情况下存在经气溶胶传播的可能 |

 **感染冠状病毒的症状有哪些**

常见的可感染人类的冠状病毒通常会引起轻度或中度的上呼吸道疾病，如感冒。症状较轻，主要包括流鼻涕、头痛、咳嗽、咽喉痛、发热等。有时会引起下呼吸道疾病，例如肺炎或支气管炎，心肺疾病患者、免疫力低下人群、婴儿和老年人中较常见。

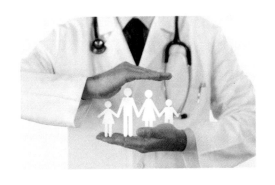

##  11 感染新型冠状病毒的症状有哪些

　　基于目前的流行病学调查，潜伏期为 1 ~ 14 天，多为 3~7 天。以发热、干咳、乏力为主要表现。少数患者伴有鼻塞、流涕、咽痛、肌痛和腹泻等症状。重症患者多在发病 1 周后出现呼吸困难和/或低氧血症，严重者快速进展为急性呼吸窘迫综合征、脓毒症休克、难以纠正的代谢性酸中毒和出凝血功能障碍及多器官功能衰竭等。值得注意的是重症、危重症患者病程中可为中低热，甚至无明显发热。胸部影像学早期呈现多发小斑片影及间质改变，以肺外带明显。进而发展为双肺多发磨玻璃影、浸润影，严重者可出现肺实变，胸腔积液少见。轻型患者仅表现为低热、轻微乏力等，无肺炎表现。

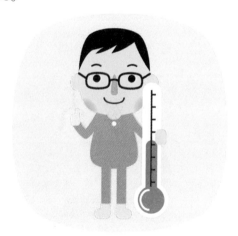

## ⑫ 新型冠状病毒肺炎症状与流感症状有何区别

流感症状主要表现为发热、头痛、肌痛和全身不适，体温可达 39～40℃，可有畏寒、寒战，多伴全身肌肉关节酸痛、乏力、食欲减退等全身症状，常有咽喉痛、干咳，可有鼻塞、流涕、胸骨后不适等。颜面潮红，眼结膜充血。部分以呕吐、腹痛、腹泻为特点，常见于感染乙型流感的儿童。无并发症者病程呈自限性，多于发病 3～4 天后体温恢复正常，全身症状好转，但咳嗽、体力恢复常需 1～2 周。

肺炎是流感最常见的并发症，其他并发症有神经系统损伤、心脏损害、肌炎、横纹肌溶解综合征和脓

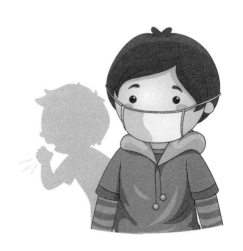

毒症休克等。

根据现有病例资料，新型冠状病毒肺炎以发热、干咳、乏力等为主要表现，少数患者伴有鼻塞、流涕、腹泻等上呼吸道和消化道症状。重症病例多在1周后出现呼吸困难，严重者快速进展为急性呼吸窘迫综合征、脓毒症休克、难以纠正的代谢性酸中毒和出凝血功能障碍及多器官功能衰竭等。值得注意的是重症、危重症患者病程中可为中低热，甚至无明显发热。轻型患者仅表现为低热、轻微乏力等，无肺炎表现。从目前收治的病例情况看，多数患者预后良好，少数患者病情危重。老年人和有慢性基础疾病者预后较差。儿童病例症状相对较轻。

## 13 哪些人是疑似病例

根据《新型冠状病毒肺炎防控方案（第五版）》《新型冠状病毒肺炎诊疗方案（试行第六版）》，疑似病例的确认，需要结合以下流行病学史和临床表现综合分析：

（1）流行病学史

1）发病前14天内有武汉市及周边地区，或其他有病例报告社区的旅行史或居住史。

2）发病前 14 天内与新型冠状病毒感染者（核酸检测阳性者）有接触史。

3）发病前 14 天内曾接触过来自武汉市及周边地区，或来自有病例报告社区的发热或有呼吸道症状的患者。

4）聚集性发病。两周内在小范围内，如家庭、办公室、学校班级等场所，出现 2 例及以上发热和/或呼吸道症状的病例。

（2）临床表现

1）发热和/或呼吸道症状。

2）具有新型冠状病毒肺炎影像学特征。

3）发病早期白细胞总数正常或降低，淋巴细胞计数减少。

有流行病学史中的任何 1 条，且符合临床表现中任意 2 条。无明确流行病学史的，符合临床表现中的 3 条。

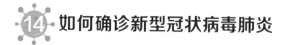

## 14 如何确诊新型冠状病毒肺炎

符合疑似病例标准的基础上，具备以下病原学证据之一，可以确诊：

（1）实时荧光 RT-PCR 检测新型冠状病毒核酸阳性。

（2）病毒基因测序，与已知的新型冠状病毒高度同源。

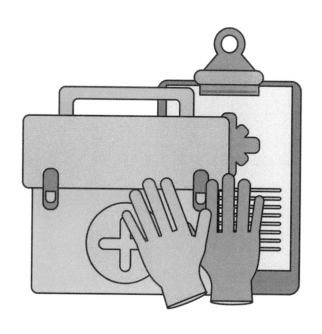

## ⑮ 判定密切接触者的标准是什么

密切接触者指与疑似病例和确诊病例出现前 2 天开始，或无症状感染者标本采样前 2 天开始，未采取有效防护与其有近距离接触（1 米内）的人员，具体接触情形如下：

（1）共同居住、学习、工作，或其他有密切接触的人员，如近距离工作或共用同一教室或在同一所房屋中生活。

（2）诊疗、护理、探视病例的医护人员、家属或其他有类似近距离接触的人员，如到密闭环境中探视患者或停留，同病室的其他患者及其陪护人员。

（3）乘坐同一交通工具并有近距离接触人员，包括在交通工具上照料护理人员、同行人员（家人、同事、朋友等）、或经调查评估后发现有可能近距离接触病例和无症状感染者的其他乘客和乘务人员。不同交通工具密切接触者判定指引如下：

1）飞机。①一般情况下，民用航空器舱内病例座位的同排和前后各三排座位的全部旅客以及在上述区域内提供客舱服务的乘务人员作为密切接触者。其他同航班乘客作为一般接触者。②乘坐未配备高效微粒过滤装置的民用航空器，舱内所有人员。③其他已知与病例有密切接触的人员。

2）铁路旅客列车。①乘坐全封闭空调列车，病例所在硬座、硬卧车厢或软卧同包厢的全部乘客和乘务人员。②乘坐非全封闭的普通列车，病例同间软卧包厢内，或同节硬座（硬卧）车厢内同格及前后邻格的旅客，以及为该区域服务的乘务人员。③其他已知与病例有密切接触的人员。

3）汽车。①乘坐全密封空调客车时，与病例同乘一辆汽车的所有人员。②乘坐通风的普通客车时，与病例同车前后各三排座位的乘客和驾乘人员。③其他已知与病例有密切接触的人员。

4）轮船。①与病例同一舱室内的全部人员和为该舱室提供服务的乘务人员。②如与病例接触期间，病人有高热、打喷嚏、咳嗽、呕吐等剧烈症状，不论时间长短，均应作为密切接触者。

（4）现场调查人员调查后经评估认为符合其他与密切接触者接触的人员。在判定密切接触者分析其感染发病的可能性时，要综合考虑与病例接触时，病例的临床表现、与病例的接触方式、接触时所采取的防护措施，以及暴露于病例污染的环境和物体的程度等因素，进行综合判断。

## 16 为什么要对密切接触者进行医学观察 14 天

目前对密切接触者采取较为严格的医学观察等预防性公共卫生措施是十分必要的，这是一种对公众健康安全负责任的态度，也是国际社会通行的做法。参考其他冠状病毒所致疾病潜伏期，基于目前对新型冠状病毒感染的认识，结合当前防控实际情况，将密切接触者医学观察期定为 14 天，并对密切接触者进行居家医学观察。医学观察期限为自最后一次与病例、无症状感染者发生无有效防护的接触后 14 天。确诊病例和无症状感染者的密切接触者在医学观察期间若检测阴性，仍需持续至观察期满。

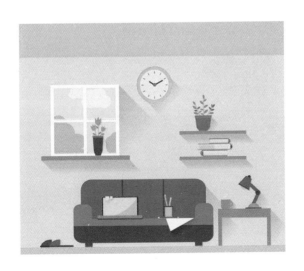

## ⑰ 出现哪些症状需要就医

对于既往健康的成人而言，如出现发热、呼吸道感染、急性消化道等症状者，在原有症状对症治疗后不能缓解或症状进行性加重，或出现其他可疑症状如呼吸困难、腹泻等，或其他家庭成员也出现新型冠状病毒感染的可疑症状时，应及时就医。但糖尿病、免疫功能缺陷、肝肾功能不全、心脑血管疾病等基础性疾病患者、老年人和孕妇等是新冠病毒感染重症高危人群，出现可疑症状后须及时就医。

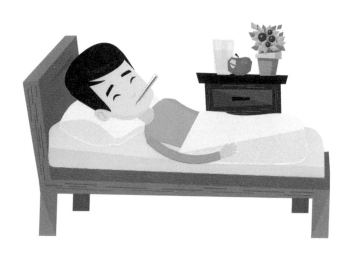

## ⑱ 怀疑自己感染了新型冠状病毒怎么办

如果怀疑自己感染了新型冠状病毒，即出现可疑症状（包括发热、干咳、乏力、鼻塞、流涕、咽痛、肌痛和腹泻等症状），首先不要去人群密集的地方，戴上口罩，做好自我隔离，与家人保持好距离，注意通风，注意个人卫生，尽快到就近的定点救治医院发热门诊就诊。就诊时主动告诉医生接触过哪些人，配合医生开展调查。

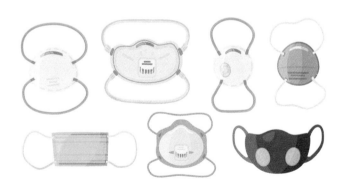

## 19 怀疑身边人感染了新型冠状病毒怎么办

如果怀疑身边的人感染了新型冠状病毒，首先要做好自身防护，戴好口罩，与其保持一定距离，同时建议对方戴好口罩，建议其尽快到就近的定点救治医院发热门诊接受治疗。

## 20 新型冠状病毒肺炎可以治愈吗

从目前收治的病例情况看，多数患者预后良好，可以治愈，少数患者病情危重。老年人和有慢性基础疾病者预后较差，儿童病例症状相对较轻。

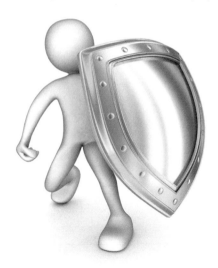

## 21 目前针对新型冠状病毒肺炎有无特效药物和疫苗

目前临床上，主要是对症和支持治疗，尚无特效的抗病毒药。针对新型冠状病毒肺炎的药物和疫苗，尚在研发进行中。同时，《新型冠状病毒肺炎诊疗方案（试行第六版）》中也推荐中医治疗。

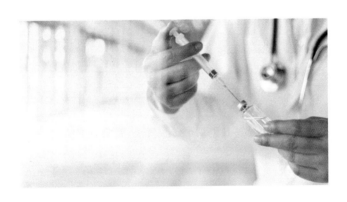

## 22 当前，新型冠状病毒肺炎解除隔离和出院标准是什么

按照《新型冠状病毒肺炎诊疗方案(试行第六版)》标准：体温恢复正常3天以上、呼吸道症状明显好转，肺部影像学显示急性渗出性病变明显改善，连续两次呼吸道病原核酸检测阴性（采样时间间隔至少1天），可解除隔离出院或根据病情转至相应科室治疗其他疾病。

# 三、防治结合，科学防护

## 23 如何选择口罩

在新型冠状病毒肺炎流行期间，建议选择合适的口罩类型，不过度防护。按防疫工作性质和风险等级提出以下指引：

（1）高风险暴露人员

1）人员类别

①在收治新型冠状病毒肺炎患者（确诊病例、疑似病例）的病房、ICU 和留观室工作的所有工作人员，包括临床医师、护士、护工、清洁工、尸体处理人员等。

②疫区指定医疗机构发热门诊的医生和护士。

③对确诊病例、疑似病例进行流行病学调查的公共卫生医师。

2）防护建议

①医用防护口罩。

②在感染患者的急救和从事气管插管、气管镜检查时加戴护目镜或防护面屏。

③医用防护口罩短缺时，可选用符合 N95/KN95

及以上标准颗粒物防护口罩替代，也可选用自吸过滤式呼吸器（全面型或半面型）配防颗粒物的滤棉，动力送风过滤式呼吸器的防护效果更佳。

（2）较高风险暴露人员

1）人员类别

①急诊科工作医护人员等。

②对密切接触人员开展流行病学调查的公共卫生医师。

③疫情相关的环境和生物样本检测人员。

2）防护建议

符合N95/KN95及以上标准的颗粒物防护口罩。

（3）中等风险暴露人员

1）人员类别

①普通门诊、病房工作医护人员等。

②人员密集场所的工作人员，包括医院、机场、火车站、地铁、地面公交、飞机、火车、超市、餐厅等相对密闭场所的工作人员。

③从事与疫情相关的行政管理、警察、保安、快递等从业人员。

④居家隔离及与其共同生活人员。

2）防护建议

佩戴医用外科口罩。

（4）较低风险暴露人员

1）人员类别

①超市、商场、交通工具、电梯等人员密集区的公众。

②室内办公环境。

③医疗机构就诊（除发热门诊）的患者。

④集中学习和活动的托幼机构儿童、在校学生等。

2）防护建议

佩戴一次性使用医用口罩（儿童选用性能相当产品）。

（5）低风险暴露人员

1）人员类别。

①居家室内活动、散居居民。

②户外活动者，包括空旷场所/场地的儿童、学生。

③通风良好工作场所工作者。

2）防护建议

居家、通风良好和人员密度低的场所也可不佩戴口罩。非医用口罩，如棉纱、活性炭和海绵等口罩具有一定防护效果，也有降低咳嗽、喷嚏和说话等产生的飞沫播散的作用，可视情选用。

（6）使用事项

在新型冠状病毒肺炎流行期间，在保障公众健康的前提下，可适当延长口罩使用（使用时间、使用次数）。

1）口罩更换

①医用标准的防护口罩均有使用期限，口罩专人专用，人员间不能交叉使用。高风险人员在结束工作、中途进餐（饮水）、如厕等脱下防护装置后，重新进入需更换。

②口罩被患者血液、呼吸道/鼻腔分泌物，以及其他体液污染要立即更换。

③较高风险人员在接诊高度疑似患者后需更换。

④其他风险类别暴露人员佩戴的口罩可反复多次使用。口罩佩戴前按规程洗手，佩戴时避免接触口罩内侧。口罩脏污、变形、损坏、有异味时需及时更换。

2）口罩保存、清洗和消毒

①如需再次使用的口罩，可悬挂在洁净、干燥通风处，或将其放置在清洁、透气的纸袋中。口罩需单独存放，避免彼此接触，并标识口罩使用人员。

②医用标准防护口罩不能清洗，也不可使用消毒剂、加热等方法进行消毒。

③自吸过滤式呼吸器（全面型或半面型）和动力送风过滤式呼吸器的清洗参照说明书进行。

④棉纱口罩可清洗消毒，其他非医用口罩按说明书处理。

# 口罩类型及推荐使用人群

○推荐使用　✓选择使用

| 人群及场景 | | 可不戴口罩或戴普通口罩 | 一次性使用医用口罩（YY/T 0969） | 医用外科口罩（YY 0469） | 颗粒物防护口罩（GB 2626） | 医用防护口罩（GB 19083） | 防护面具（加 P100 滤棉） |
|---|---|---|---|---|---|---|---|
| 高风险 | 疫区发热门诊 | | | | ✓ | ○ | ✓ |
| | 隔离病房医护人员 | | | | ✓ | ○ | ✓ |
| | 插管、切开等高危医务工作者 | | | | | ○ | ○ |
| | 隔离区服务人员（清洁、尸体处置等） | | | | ○ | ✓ | |
| | 对确诊、疑似现场流行病学调查人员 | | | | ✓ | ○ | |
| 较高风险 | 急诊工作医护人员 | | | | ○ | | |
| | 对密切接触人员开展流行病学调查人员 | | | | ○ | | |
| | 对疫情相关样本进行检测人员 | | | | ○ | | |
| 中等风险 | 普通门诊、病房工作医护人员等 | | ✓ | ○ | | | |
| | 人员密集区的工作人员 | | ✓ | ○ | | | |
| | 从事与疫情相关的行政管理、警察、保安、快递等从业人员 | | ✓ | ○ | | | |
| | 居家隔离及与其共同生活人员 | | ✓ | ○ | | | |

| 人群及场景 | | 可不戴口罩或戴普通口罩 | 一次性使用医用口罩（YY/T 0969） | 医用外科口罩（YY 0469） | 颗粒物防护口罩（GB 2626） | 医用防护口罩（GB 19083） | 防护面具（加 P100 滤棉） |
|---|---|---|---|---|---|---|---|
| 较低风险 | 在人员密集场所滞留的公众 | | ○ | | | | |
| | 人员相对聚集的室内工作环境 | | ○ | | | | |
| | 前往医疗机构就诊的公众 | | ○ | | | | |
| | 集中学习和活动的托幼机构儿童、在校学生等 | | ○ | | | | |
| 低风险 | 居家活动、散居居民 | ○ | | | | | |
| | 户外活动者 | ○ | | | | | |
| | 通风良好场所的工作者、儿童和学生等 | ○ | | | | | |

## 24 如何正确佩戴医用外科口罩

（1）鼻夹侧朝上，深色面朝外（或褶皱朝下）。

（2）上下拉开褶皱，使口罩覆盖口、鼻、下颌。

（3）将双手指尖沿着鼻梁金属条，由中间至两边，慢慢向内按压，直至紧贴鼻梁。

（4）适当调整口罩，使口罩周边充分贴合面部。

建议有条件时可 2~4 小时更换一次，如口罩变湿或沾到分泌物也要及时更换。

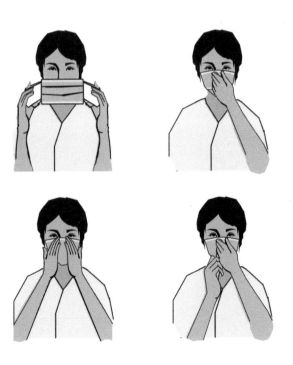

## 25 如何正确洗手

在流水下，将双手充分淋湿；将双手均匀涂抹洗手液（肥皂）搓出泡沫，认真揉搓双手至少 15 秒，具体揉搓步骤如下：

（1）掌心相对，手指并拢，相互揉搓。

（2）手心对手背沿指缝相互揉搓，交换进行。

（3）掌心相对，双手交叉沿指缝相互揉搓。

（4）双手指相扣，互搓。

（5）一手握另一手大拇指旋转揉搓，交换进行。

（6）将五个手指尖并拢在另一手掌心旋转揉搓，交换进行。

（7）螺旋式擦洗手腕，交替进行。

洗手完毕后，在流水下彻底冲净双手。

在流水下,将双手充分淋湿

将双手均匀涂抹洗手液(肥皂)搓出泡沫

**3** 认真揉搓双手至少**15秒**,具体揉搓步骤如下:

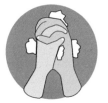

a. 掌心相对,手指并拢,相互揉搓

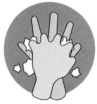

b. 手心对手背沿指缝相互揉搓,交换进行

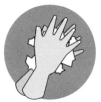

c. 掌心相对,双手交叉沿指缝相互揉搓

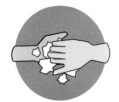

d. 双手指相扣,互搓

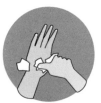

e. 一手握另一手大拇指旋转揉搓,交换进行

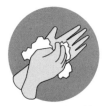

f. 将五个手指尖并拢在另一手掌心旋转揉搓,交换进行

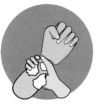

g. 螺旋式擦洗手腕,交替进行

**4**

在流水下彻底冲净双手

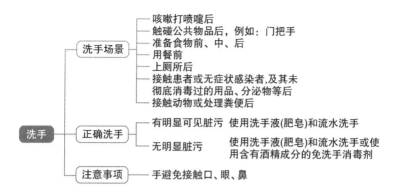

洗手

- 洗手场景
  - 咳嗽打喷嚏后
  - 触碰公共物品后，例如：门把手
  - 准备食物前、中、后
  - 用餐前
  - 上厕所后
  - 接触患者或无症状感染者，及其未彻底消毒过的用品、分泌物等后
  - 接触动物或处理粪便后
- 正确洗手
  - 有明显可见脏污  使用洗手液(肥皂)和流水洗手
  - 无明显脏污  使用洗手液(肥皂)和流水洗手或使用含有酒精成分的免洗手消毒剂
- 注意事项
  - 手避免接触口、眼、鼻

## 26 公众如何做好个人预防

（1）尽量减少外出活动

1）避免去疾病正在流行的地区。

2）建议疾病流行期间减少走亲访友和聚餐，尽量在家休息。

3）减少到人员密集的公共场所活动，尤其是空气流动性差的地方，例如：公共浴池、温泉、影院、网吧、KTV、商场、车站、机场、码头、展览馆等。

（2）个人防护和手卫生

1）建议外出佩戴口罩。外出前往公共场所、前往非发热门诊就医、乘坐公共交通工具时，佩戴一次性使用医用口罩；如去发热门诊就医时，可佩戴医用外科口罩。

2）保持手卫生。减少接触公共场所的公用物品和部位；从公共场所返回、咳嗽手捂之后、饭前便后，用洗手液（肥皂）流水洗手，或者使用含酒精成分的免洗手消毒剂；如无洗手或使用免洗手消毒剂条件，可戴手套（不露手指的手套均可，同时注意保持手套干燥）。脱掉手套后，需要彻底清洗手部。不确定手是否清洁时，避免用手接触口、鼻、眼；打喷嚏或咳嗽时，用手肘衣服遮住口、鼻。

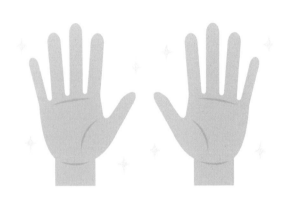

（3）健康监测与就医

1）主动做好个人与家庭成员的健康监测，自觉发热时要主动测量体温。家中有小孩的，要早晚为其测量体温。

2）若出现可疑症状，应主动戴上口罩及时就近就医。若出现新型冠状病毒感染可疑症状（包括发热、乏力、咳嗽、咽痛、胸闷、呼吸困难、恶心呕吐、腹泻、结膜炎、肌肉酸痛等），应根据病情，及时到医疗机构就诊。尽量避免乘坐地铁、公共汽车等交通工具，避免前往人员密集的场所。就诊时应主动告诉医生自己的相关疾病流行地区的旅行居住史，以及发病后接触过什么人，配合医生开展相关调查。

（4）保持良好卫生和健康习惯

1）居室勤开窗，经常通风。

2）家庭成员不共用毛巾，保持家居、餐具清洁，勤晒衣被。

3）不随地吐痰，口鼻分泌物用纸巾包好，弃置于有盖垃圾桶内。

4）注意营养，适度运动。

5）不要接触、购买和食用野生动物（即野味）；尽量避免前往售卖活体动物（禽类、海产品、野生动物等）的市场。

6）家庭备置体温计、一次性使用医用口罩、家庭消毒用品等物资。

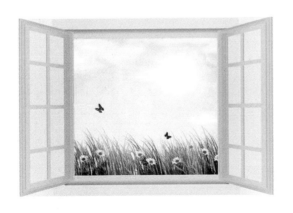

## 27 有疾病流行地区居住旅行史的人员应该怎么做

（1）尽快到所在村委会或社区进行登记，减少外出活动，尤其是避免到人员密集的公共场所活动。

（2）从离开疾病流行地区的时间开始，连续14天进行自我健康状况监测，每天早晚测量体温各1次。条件允许时，尽量单独居住或居住在通风良好的单人房间，并尽量减少与家人密切接触。

（3）若出现新型冠状病毒感染可疑症状（包括发热、干咳、乏力、鼻塞、流涕、咽痛、肌痛和腹泻等症状），应根据病情，及时到定点医疗机构就诊。

就医途中具体指导建议如下：

1）前往医院的路上，患者应该佩戴医用外科口罩。

2）如果可以，应避免乘坐公共交通工具前往医院，路上打开车窗。

3）时刻佩戴口罩和随时保持手卫生。在路上和医院时，尽可能远离其他人（至少1米）。

4）若路途中污染了交通工具，建议使用含氯消毒剂或过氧乙酸消毒剂，对所有被呼吸道分泌物或体液污染的表面进行消毒。

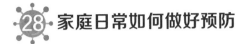 **家庭日常如何做好预防**

（1）避免去疾病正在流行的地区。

（2）减少到人员密集的公共场所活动，尤其是空气流动性差的地方，例如公共浴池、温泉、影院、网吧、KTV、商场、车站、机场、码头、展览馆等。

（3）不要接触、购买和食用野生动物（即野味）；尽量避免前往售卖活体动物（禽类、海产品、野生动物等）的市场，禽、肉、蛋要充分煮熟后食用。

（4）居室保持清洁，勤开窗，经常通风。

（5）随时保持手卫生。减少接触公共场所的公用物品和部位；从公共场所返回、咳嗽手捂之后、饭前便后，用洗手液（肥皂）流水洗手，或者使用含酒精成分的免洗手消毒剂；如无洗手或使用免洗手消毒剂

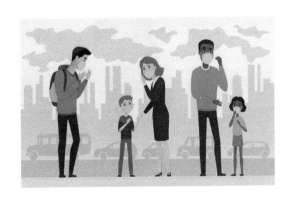

条件，可戴手套（不露手指的手套均可，同时注意保持手套干燥）。脱掉手套后，需要彻底清洗手部。不确定手是否清洁时，避免用手接触口、鼻、眼；打喷嚏或咳嗽时，用手肘衣服遮住口、鼻。

（6）外出佩戴口罩。外出前往公共场所、前往非发热门诊就医、乘坐公共交通工具时，佩戴一次性使用医用口罩；如去发热门诊就医时，可佩戴医用外科口罩。

（7）保持良好卫生和健康习惯，家庭成员不共用毛巾，保持家居、餐具清洁，勤晒衣被。不随地吐痰，口鼻分泌物用纸巾包好，弃置于有盖垃圾桶内。注意营养，适度运动。

（8）主动做好个人与家庭成员的健康监测，自觉发热时要主动测量体温。家中有小孩的，要早晚为其测量体温。

（9）准备常用物资。家庭备置体温计、一次性使用医用口罩、家庭用的消毒用品等物资。

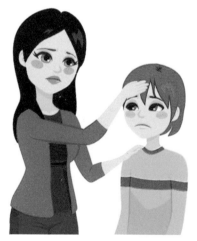

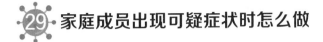 **家庭成员出现可疑症状时怎么做**

（1）若出现新型冠状病毒肺炎可疑症状（包括发热、干咳、乏力、鼻塞、流涕、咽痛、肌痛和腹泻等症状），应尽快前往定点医疗机构进行采样和实验室检测，并按照要求进行隔离医学观察。

（2）避免乘坐地铁、公共汽车等公共交通工具，避免前往人员密集的场所。

（3）就诊时应主动告诉医生自己的相关疾病流行地区的旅行居住史，以及发病后接触过什么人，配合医生开展相关调查。

（4）如需开展居家隔离医学观察，则家人均应佩戴一次性使用医用口罩或医用外科口罩。可疑症状者需尽量避免与家庭成员接触，如需共处一室，建议保持距离，相隔1米以上。

（5）若家庭中有人被诊断为新型冠状病毒肺炎，其他家庭成员如果经判定为密切接触者，应接受14天隔离医学观察。

（6）如家庭成员确诊为新型冠状病毒肺炎，则其住所、生活用品、衣物、寝具、餐具等，均需要终末消毒后才能使用。

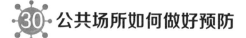

## 30 公共场所如何做好预防

（1）公共场所工作人员要自行健康监测，若出现新型冠状病毒感染的可疑症状（包括发热、乏力、咳嗽、咽痛、胸闷、呼吸困难、恶心呕吐、腹泻、结膜炎、肌肉酸痛等），不要带病上班。

（2）若发现新型冠状病毒感染的可疑症状者，工作人员应主动报告单位负责人，根据单位规定采取劝返或协助卫生健康部门采取隔离等措施。

（3）公用物品及公共接触物品或部位要定期清洗和消毒。

（4）保持公共场所内空气流通。保证空调系统或排气扇运转正常，定期清洗空调滤网，加强开窗通风换气。

（5）洗手间要配备足够的洗手液，保证水龙头等供水设施正常工作。

（6）保持环境卫生清洁，及时清理垃圾。

（7）疾病流行地区，公众应尽量减少前往公共场所，尤其是避免前往人员密集和空气流通较差的地方。

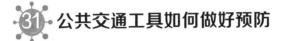 **公共交通工具如何做好预防**

（1）发生疾病流行地区的公共交通工具在岗工作人员应佩戴医用外科口罩，并每日做好健康监测。

（2）公共交通工具建议备置体温计、口罩等物品。

（3）增加公共交通工具清洁与消毒频次，做好清洁消毒工作记录和标识。

（4）保持公共交通工具良好的通风状态。

（5）保持车站、车厢内的卫生整洁，及时清理垃圾。

（6）做好人员的工作与轮休安排，确保司乘人员得到足够休息。

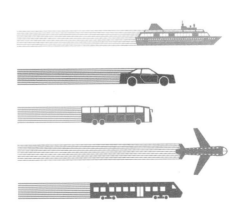

**因其他疾病就医时如何做好防护**

（1）原则上尽可能少去或不去医院，除非必须立即就医的急症、危重症患者。如果必须去就医，应就近选择能满足需求的、门诊量较少的医疗机构；如果必须去医院，公众只做必须的、急需的医疗检查和医疗操作，其他项目和操作尽可能择期补做；如果可以选择就诊科室，尽可能避开发热门诊、急诊等诊室。

（2）若需前往医院，尽可能事先网络或电话了解拟就诊医疗机构情况，做好预约和准备，熟悉医院科室布局和步骤流程，尽可能减少就诊时间。

（3）前往医院的路上和在医院内，患者与陪同家属均应该全程佩戴一次性使用医用口罩。

（4）如果可以，应避免乘坐公共交通工具前往医院。

（5）随时保持手卫生，准备便携含酒精成分的免洗手消毒剂。在路上和医院时，人与人之间尽可能保持距离（至少1米）。

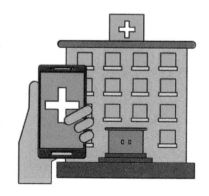

（6）若路途中污染了交通工具，建议使用含氯消毒剂和过

氧乙酸消毒剂，对所有被呼吸道分泌物或体液污染的表面进行消毒。

（7）尽量避免用手接触口、眼、鼻，打喷嚏或咳嗽时用纸巾或肘部遮住口、鼻。

（8）接触医院门把手、门帘、医生白大衣等医院物品后，尽量使用手部消毒液，如果不能及时手部消毒，不要接触口、眼、鼻。医院就诊过程中，尽可能减少医院停留时间。

（9）患者返家后，立即更换衣服，流水认真洗手，衣物尽快清洗。

（10）若出现可疑症状（包括发热、干咳、乏力、鼻塞、流涕、咽痛、肌痛和腹泻等症状），根据病情及时就诊，并向接诊医师告知过去 2 周的活动史。

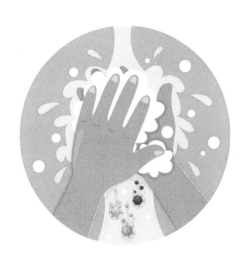

## 33 什么情况下可以居家医学观察

密切接触者或可疑暴露者必须进行医学观察。医学观察包括居家隔离医学观察和集中隔离医学观察。目前，各地首选集中隔离医学观察。不具备集中隔离医学观察条件的地区，可采取居家隔离医学观察。医学观察期限为被观察对象自最后一次与病例或无症状感染者发生无有效防护的接触或可疑暴露后 14 天。确诊病例和无症状感染者的密切接触者在医学观察期间若检测阴性，仍需持续至观察期满。观察期满未发病者可恢复正常的学习、工作和生活。

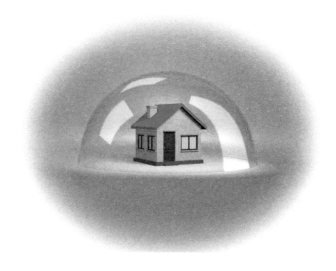

## 34 病例密切接触者如何做好居家医学观察

新型冠状病毒肺炎确诊病例的密切接触者应从和确诊病例和无症状感染者接触的最后一天起采取医学观察14天。在家中观察期间需与医学观察人员保持联系，并需要了解病情观察和护理要点，掌握家庭预防的洗手、通风、防护和消毒措施。具体建议如下：

（1）将密切接触者安置在通风良好的单人房间，拒绝一切探访。

（2）限制密切接触者活动，最小化密切接触者和家庭成员活动公共区域。确保公共区域（厨房、浴室等）通风良好（保持窗户开启）。

（3）家庭成员应住在不同房间，如条件不允许，和密切接触者至少保持1米距离。哺乳期母亲可继续母乳喂养婴儿。

（4）其他家庭成员进入密切接触者居住空间时应佩戴医用外科口罩，口罩需紧贴面部，在居住空间中不要接触和调整口罩。口罩因分泌物变湿、变脏，必须立即更换。摘下并丢弃口罩之后，进行双手清洗。

（5）与密切接触者有任何直接接触，或离开密切接触者居住空间后，需清洁双手。准备食物、饭前便后也均应清洁双手。如果双手不是很脏，可用酒精免洗液清洁。如双手比较脏，则是用洗手液和流水清洗（注意酒精使用安全，避免意外吞食或引发火灾）。

（6）使用洗手液和流水洗手时，最好使用一次性擦手纸。如果没有，用洁净的毛巾擦拭，毛巾变湿时需要更换。

（7）偶然咳嗽或打喷嚏时用来捂住口鼻的材料可直接丢弃，或使用之后正确清洗（如用普通的肥皂／洗涤剂和清水清洗）。

（8）家属应尽量减少与密切接触者及其用品接触。如避免共用牙刷、香烟、餐具、饭菜、饮料、毛巾、浴巾、床单等。餐具使用后应使用蒸锅蒸汽消毒。

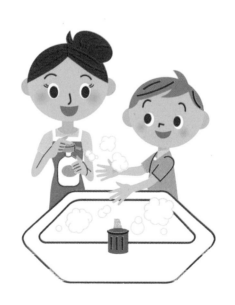

（9）推荐使用含氯消毒剂和过氧乙酸消毒剂，每天频繁清洁、消毒家庭成员经常触碰的物品，如床头柜、床架及其他卧室家具。至少每天清洁、消毒浴室和厕所表面一次。

（10）使用普通洗衣皂和清水清洗密切接触者衣物、床单、浴巾、毛巾等，或者用洗衣机以 60～90℃ 水和普通家用洗衣液清洗，然后完全干燥上述物品。将密切接触者使用的床品放入洗衣袋。不要甩动衣物，避免直接接触皮肤和自己的衣物。

（11）戴好口罩、一次性手套和保护性衣物（如塑料围裙）再去清洁和触碰被密切接触者的人体分泌物污染的物体表面、衣物或床品。戴手套前、脱手套后要进行双手清洁及消毒。

（12）若确诊病例的密切接触者出现可疑症状，包括发热、寒战、干咳、咳痰、鼻塞、流涕、咽痛、

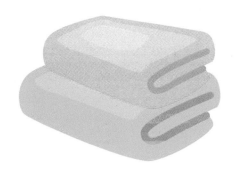

头痛、乏力、肌肉酸痛、关节酸痛、气促、呼吸困难、胸闷、结膜充血、恶心、呕吐、腹泻和腹痛等，医学观察管理人员应立刻向卫生健康部门报告，并按规定送定点医疗机构诊治，采集标本开展实验室检测与排查工作。

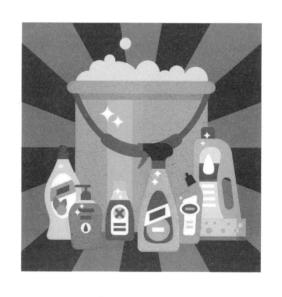

## 35 老人、儿童等特殊人群如何做好防护

人群对新型冠状病毒普遍缺乏免疫力，老年人、青壮年以及儿童均有发病。老人、儿童应做好日常防护，勤洗手，外出戴口罩，注意平衡膳食，合理营养，适度运动，保持居住环境清洁，保持室内空气流通。

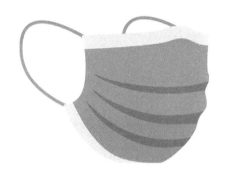

## 36 普通家庭如何做好居家消毒

普通家庭无需消毒，在疾病流行期间，外出回家后，应及时用洗手液（肥皂）和流水洗手，或用含酒精成分的免洗手消毒剂进行手消毒。桌椅等物体表面每天做好清洁；有客人（身体健康状况不明）来访后，及时对室内相关物体表面进行消毒，可选择合法有效的消毒剂或消毒湿巾擦拭消毒。室内做好通风换

气，自然通风或机械通风，冬天开窗通风时，需注意避免室内外温差大而引起感冒。

物体表面可选择二氧化氯等含氯消毒剂或消毒湿巾擦拭。手、皮肤建议选择有效的消毒剂如碘伏、含氯消毒剂和过氧化氢消毒剂等手皮肤消毒剂或速干手消毒剂擦拭消毒。

## 37. 家中出现新型冠状病毒感染的患者时，该采取何种消毒措施

患者离开后（如住院、死亡、解除隔离等），应进行终末消毒。病家终末消毒的对象包括：住室地面、墙壁、桌椅等家具台面、门把手、患者餐饮具、衣服和被褥等生活用品、玩具、卫生间等。终末消毒一般由专业人员完成，具体可联系当地疾病预防控制中心。其他家庭成员为密切接触者，应接受14 天医学观察。

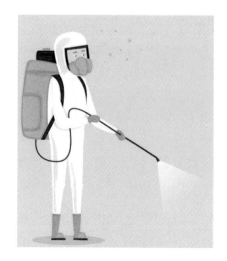

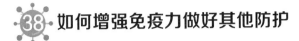 **如何增强免疫力做好其他防护**

（1）无论是咳嗽、打喷嚏、流鼻涕，要用纸张、手帕遮挡。

（2）人与人之间接触时，要保持 1 米以上的距离。

（3）尽量避免到人群密集的地方，保持室内通风换气。

（4）多进行体育锻炼，增强体质、增强免疫力。

（5）避免身体抵抗力下降，合理休息、不熬夜、不过劳。

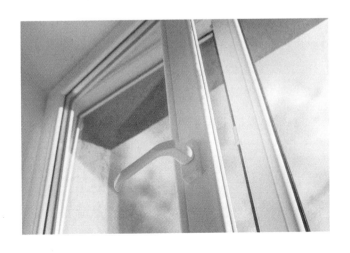

# 四、消除恐慌，理性应对

## 39 板蓝根和熏醋可以预防新型冠状病毒肺炎吗

板蓝根适用于治疗风热感冒等热性疾病的治疗，对冠状病毒没有效果。

熏醋达不到消毒效果。

## 40 抗生素是否能治疗新型冠状病毒肺炎

抗生素是用于治疗细菌感染的，新型冠状病毒肺炎病原体属于病毒，服用抗生素不仅没有预防和治疗效果，反而可能会发生药物不良反应，甚至破坏肠道正常菌群。

## 41 戴多层口罩才能防住病毒吗

就医用口罩而言，只要正确佩戴合格产品，只需一个就能达到预期的防护效果。多个叠戴也不能增加防护效果，口罩防护的关键指标还有气密性，就好比：如果门关不严，再厚的门也不防盗。

## 42 使用后的口罩如何处理

普通人群佩戴过的口罩，没有新型冠状病毒传播风险，使用后按照生活垃圾分类的要求处理即可。疑似病例及其护理人员用过的口罩，按照医疗废物收集、处理，在处理完口罩后，要清洗双手。

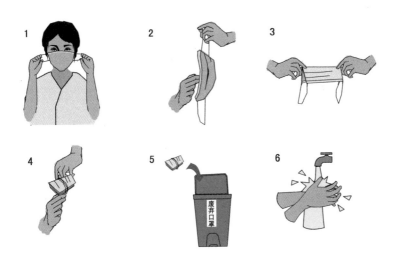

## 43 饮食方面应该注意什么

别再吃野味了！除了避免食用野味之外，切割生食和熟食所用刀具、案板要固定且分开使用，肉类和蛋类也要高温煮熟后再食用。平时多喝水，多吃新鲜蔬菜、水果。

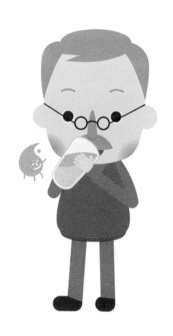

## 44 治疗费用如何承担

国家医疗保障局、财政部联合印发《关于做好新型冠状病毒感染的肺炎疫情医疗保障的通知》，明确规定对确诊为新型冠状病毒肺炎患者发生的医疗费用，实施综合保障，个人负担部分由财政给予补助。《关于做好新型冠状病毒感染的肺炎疫情医疗保障工作的补充通知》要求，疑似患者（含异地就医患者）发生的医疗费用，个人负担部分由就医地制定财政补助政策并安排资金，实施综合保障，中央财政视情况给予适当补助。

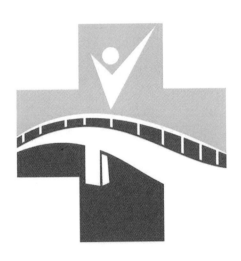

## 45 公众如何科学应对疫情带来的心理恐慌

（1）关注可靠信息，学习科学知识，不要盲目恐惧。

通过政府、权威机构发布的信息，了解本次新型冠状病毒肺炎疫情、防控知识等相关信息。

减少对疫情信息的过度关注，减少不科学信息对自己的误导，不信谣、不传谣。

认识到这个疾病以呼吸道传播为主，主动采取戴口罩、勤洗手、室内多通风、少出门等个人防护措施。

（2）维持规律作息，合理安排生活，追求内心充实。

保持正常的作息，吃好三餐，多喝水，选择合适的身体锻炼方式，避免吸烟、饮酒、熬夜等不利于健康的生活方式，保护和增强免疫力。

安排好生活内容，有计划地做一些让自己感到愉悦的事情，比如听音乐、看书、与家人或朋友聊天、在家办公和学习、做家务等。

自己掌控生活的节奏，每天学一点新东西，追求内心的充实。

（3）科学调适心理，摆脱负性情绪，保持平和心态。

接纳情绪反应。认识到自己出现负性情绪是正常的，接纳自己的情绪反应，不自责，也不指责和抱怨他人。

学习放松技巧。通过科学渠道学习深呼吸放松技术、冥想（正念）技术等，帮助自己缓解负性情绪。

用好社会支持系统。多与家人或朋友交流，舒缓不良情绪，也要帮助家人或朋友处理不良情绪，做到自助与助人。

及时寻求专业帮助。关注自己和家人的情绪状态，如果负性情绪持续时间比较长，影响到正常生活，自己无法解决，应及时寻求精神卫生、心理健康专业人员的帮助。

**免费获取电子书**
扫码下载APP——手机快速注册登录——书架下载